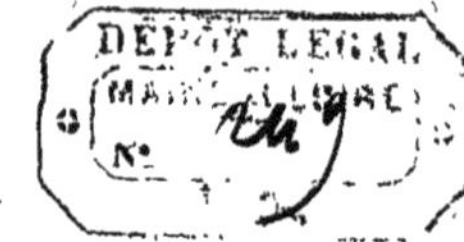

EXTRAIT DES "ARCHIVES MÉDICALES D'ANGERS"

DU TRAITEMENT
DE LA
TUBERCULOSE PULMONAIRE

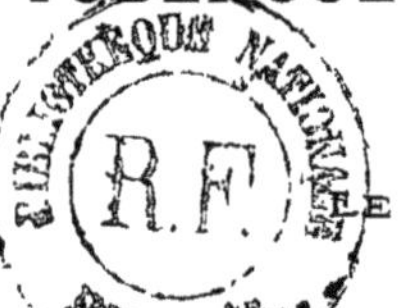

PAR

LE Dr V. BOUIC

D'ANGERS

Lauréat de l'École de Médecine d'Angers
et de la Faculté de Médecine de Paris

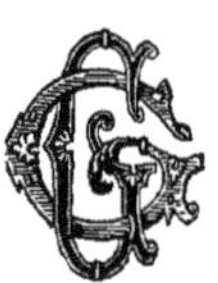

ANGERS

GERMAIN & G. GRASSIN, IMPRIMEURS-LIBRAIRES

40, rue du Cornet et rue Saint-Laud

—

1904

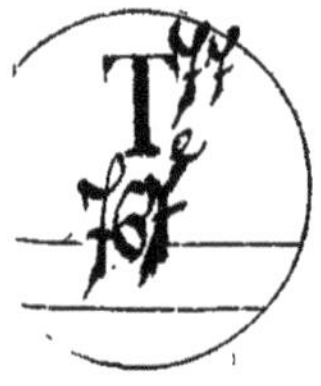

EXTRAIT DES "ARCHIVES MÉDICALES D'ANGERS"

DU TRAITEMENT DE LA TUBERCULOSE PULMONAIRE

PAR

LE Dr V. BOUIC

D'ANGERS

Lauréat de l'École de Médecine d'Angers
et de la Faculté de Médecine de Paris

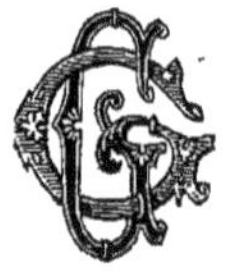

ANGERS

GERMAIN & G. GRASSIN, IMPRIMEURS-LIBRAIRES

40, rue du Cornet et rue Saint-Laud

1904

DU MÊME AUTEUR

Pleurésies putrides. — *Mémoire couronné par la Faculté de Médecine de Paris* (prix Corvisart, 1902). (Paris, Michalon, 1903.) *Épuisé.*

De la sécrétion sudorale dans la tuberculose pulmonaire. — Thèse de Doctorat récompensée par la Faculté de Médecine de Paris. Mention honorable, 1903. (Paris, Michalon, 1903.)

DU TRAITEMENT

DE LA

TUBERCULOSE PULMONAIRE[1]

Messieurs,

Il y a quelques mois, vous avez consacré plusieurs de vos séances à étudier la prophylaxie de la tuberculose pulmonaire et discuté longuement les moyens de prémunir les individus sains contre ses germes.

Avec raison, tous les jours on y travaille, et la prophylaxie a fait de grands progrès.

Guerre aux crachats, désinfection des linges, des appartements, des ateliers, guerre aux logements et ateliers insalubres, guerre à l'alcoolisme, ce grand pourvoyeur de la tuberculose, isolement des malades, dispensaires, colonies de vacances, etc., tel est le plan d'action.

S'il vaut mieux prémunir que traiter, nous attacher à devancer et à prévenir la contagion ne suffit pas. Il faut encore lutter avec zèle contre cette terrible maladie, véritable fléau de notre époque, travailler à la soigner, à la guérir, quand nous n'avons pas réussi à l'empêcher.

[1] Travail communiqué à la Société de Médecine d'Angers, séance du 1er juin 1904, et publié par la *Revue internationale de la tuberculose.*

Pendant ces jours, ces semaines et ces mois où la négligence, sinon le mépris, est le seul traitement, le mal arrive aux dernières périodes. La gravité de ces *rhumes négligés*, comme les malades nomment leur toux tuberculeuse avec ses gros crachats, prouve surabondamment que l'expectation pure et simple est le pire parti à adopter ; et il n'est pas nécessaire de discuter sur les conséquences funestes que pourrait entraîner l'adoption systématique de cette pratique.

S'il est des cas où les lésions tuberculeuses des poumons guérissent spontanément, il faut bien le reconnaître, c'est la rare exception ; l'évolution de la maladie aboutit à la mort.

Puisque l'organisme livré à lui-même triomphe si rarement, en plus d'espérer la guérison il faut travailler à l'obtenir. On l'a dit justement : à un mal sans pitié il faut opposer un traitement sans merci.

Dans ce but, je viens vous entretenir aujourd'hui de nos moyens de défense.

Je viens attirer votre attention sur un point particulier, nouveau moyen d'action, et, importante et grave question, le soumettre à votre jugement, à votre appréciation, à vos réflexions autorisées.

Dès que nous reconnaissons qu'un sujet est devenu tuberculeux, qu'il a contracté cette longue et désespérante maladie, nous nous appliquons à la combattre. Et, nous le constatons tous chaque jour, il y a d'autant plus d'espoir que le mal est découvert, diagnostiqué plus tôt. Car, si nous avons souvent la honte de la défaite, les résultats sont cependant là pour démontrer que ce n'est pas une utopie, comme on l'a prétendu, de s'opposer à la marche envahissante de l'infection.

Donner des soins rationnels à ces malades n'est pas illusoire ; vous le savez, on en obtient de réels résultats.

Comme moyen d'action, après l'essai infructueux des divers antiseptiques, on en est réduit à fortifier les malades.

Pour arriver à la guérison, à l'amélioration des tuberculeux, il est prouvé à l'heure présente que nous devons stimuler, renforcer les moyens de défense et de résistance de l'organisme, c'est-à-dire agir indirectement en attendant le jour prochain, souhaitons-le, où nous pourrons agir mieux et plus vite par des moyens directs.

Le repos absolu, la suraération, la suralimentation, le sanatorium, en un mot, qui réunit ces trois procédés, voilà les moyens les plus actifs constituant le traitement actuel.

Si cette triade hygiénique, plutôt que thérapeutique, rend de grands services aux malades, trop souvent cependant, le séjour à la campagne dans un milieu aéré et sain, l'absence de préoccupations constantes ainsi que de travail excessif, le bien-être, le confortable et le superflu ne suffisent pas.

Est-ce vraiment tout ce que nous pouvons faire?

Non, à mon avis!

Avec le surrepos, la suraération et la suralimentation, je crois qu'il est un autre moyen de défense, aussi bon, sinon meilleur, permettant de mettre l'organisme en état de résistance ou de l'aider à y parvenir. C'est ce que j'appelle *la dépuration de l'organisme*, et je viens vous demander de l'adjoindre comme quatrième élément de lutte dans le traitement général de la tuberculose pulmonaire.

J'ose d'autant plus vous le proposer qu'il n'exclut nullement les autres et qu'il ne fait au contraire que compléter leur action.

Si on a reconnu, depuis longtemps, l'importance des fonctions digestives chez les tuberculeux et proclamé, avec raison, que guérissent ceux-là seuls qui peuvent lutter contre l'invasion bacillaire par une alimentation convenable, on n'a pas, jusqu'à ce jour, fait assez attention aux fonctions intestinales et urinaires des tuberculeux, fonctions par excellence d'élimination, de dépuration, de désintoxication.

Lyon, sur plus de cent pages qu'il consacre au traitement de la tuberculose pulmonaire, écrit cette simple phrase : « La constipation chez les phthisiques se traite par les laxa- « tifs habituels et surtout par les lavements[1] ».

Aussi, sans vouloir exagérer la valeur de la dépuration, il me semble qu'elle est trop oubliée aujourd'hui et je pense qu'elle mérite d'être rappelée.

En même temps que nous secondons les efforts de l'organisme vers la guérison, combattons de toutes nos forces la marche progressive de l'infection.

Dans un organisme envahi par la tuberculose pulmonaire, deux choses sont de la première importance : le tube digestif, pour lui apporter incessamment de nouveaux matériaux propres à le reconstituer, et les voies d'excrétion, pour lui permettre de rejeter les matières usées ou nuisibles.

Sur quoi est basé ce traitement dépuratif que je viens vous préconiser ?

Sur l'étude même de la tuberculose pulmonaire ; sa nature intime et son traitement actuel.

Toutes les causes de déchéance de l'individu prédisposent à la tuberculose. Les maux d'ordres physique et moral, avec leurs conséquences, préparent le terrain ; l'état de fatigue et de surmenage, l'encombrement, l'insalubrité hâtent l'éclosion des germes de cette terrible maladie, semés à peu près partout.

Représentons-nous ce qui se passe ! L'organisme étant déprimé, c'est-à-dire ses diverses cellules peu vivaces, les bacilles de Kock résistent à leurs sécrétions, qui sont insuffisantes pour les détruire. Ils se fixent dans le tissu pulmo-

[1] Lyon, *Clinique thérapeutique*, 5e édit., p. 785

naire, s'y multiplient de jour en jour et élaborent des principes nuisibles à la vitalité des cellules des tissus et par suite de l'économie entière.

D'où la diminution de sa valeur dans la lutte pour la vie.

Ces toxines ou poisons violents sont la cause de tout ce qu'on constate.

Au foyer du mal, ils détruisent les éléments de défense qui deviennent à leur tour nuisance. Sous leur influence, les amas cellulaires constituant les granulations et les tubercules dégénèrent, se ramollissent, se décomposent et s'éliminent.

Çà et là des cavités se creusent et bientôt, à mesure que la maladie progresse, toutes sortes d'infections secondaires viennent compliquer la suppuration primitive, due à l'activité du bacille de Koch.

S'il ne se produit pas de réaction de sclérose autour de ces foyers tuberculeux dépourvus d'épithélium protecteur, rien ne s'oppose à la diffusion des poisons qu'ils contiennent. Il en résulte une absorption massive et continuelle de produits très virulents, de toxines, créés par les microbes, de déchets de cellules, en un mot de subtances contre lesquelles l'économie doit lutter et dont elle a intérêt à se défaire.

Ces substances nuisibles se répandent dans l'organisme, l'imprègnent et déterminent des troubles nutritifs divers, qui sont en somme un véritable empoisonnement, rendant la guérison de plus en plus difficile, car il augmente de jour en jour jusqu'à ce que le malade succombe aux suites de cette toxi-infection.

La malheureuse victime n'est plus le même être ; tout est changé en elle. Une véritable révolution s'opère, toutes les fonctions se modifient et, sous l'influence d'une nutrition pervertie, tout l'organisme se transforme.

L'appétit se perd, presque toujours on constate un amaigrissement rapide. Il existe une anémie profonde. Le visage n'a plus sa teinte habituelle, les traits sont tirés, le *facies* devient terreux, le caractère change. Le malade ressent des douleurs intercostales et articulaires. Il transpire abondamment le jour et la nuit. Il y a fatigue, sensation de brisement, essoufflement au moindre effort, à la moindre marche un peu rapide. Le pouls est accéléré. En un mot, tous les symptômes que nous connaissons se succèdent.

C'est un anéantissement progressif, jusqu'à ce que la cachéxie tuberculeuse, avec les signes d'hecticité, se montre et s'accentue de plus en plus.

Les malades sont autant et souvent bien plus tuberculinisés que tuberculosés.

Et je le répète, les poisons produits localement sont la cause des réactions incessantes qui concourent à la ruine de l'être entier.

L'organisme, qui s'est trouvé trop faible pour détruire les microbes au moment de leur envahissement, au lieu de lutter contre eux, s'épuise à se défendre contre leurs toxines, ces poisons redoutables des microbes, et pendant ce temps la source de ces poisons, loin de diminuer, augmente par multiplication incessante des bacilles et l'arrivée de nouveaux.

Aussi, les poisons devenant et plus nombreux et plus abondants à mesure que le patient devient plus faible, produisent d'une façon progressive et sûre l'empoisonnement. L'infiniment petit devient le maître et finit par anéantir le vaincu.

En cas d'infection généralisée, de granulie, les poisons secrétés çà et là sont si abondants, qu'il ne peut se produire de défense active. On assiste à une évolution rapide, le malade meurt d'empoisonnement et d'asphyxie. Les granulations ont à peine le temps de se ramollir, de se caséifier, les infections secondaires de s'installer.

Il en est de même en cas de pneumonie caséeuse ; mais,

les poisons, au lieu d'être répandus en gouttes multiples, sont accumulés en un endroit et absorbés en masse. Le résultat est le même que précédemment : c'est la mort à très bref délai.

Dans les formes les plus communes de la tuberculose pulmonaire, la dose de poisons n'étant pas en quantité suffisante pour produire aussi vite ses funestes effets, l'organisme, seulement affaibli, lutte, et la marche de la maladie se trouve retardée. Il se produit peut-être également une sorte d'accoutumance aux poisons. Mais, comme les envahisseurs ne sont pas détruits et que leur sécrétion est incessante, ils finissent par triompher malgré une lutte de défense qui dure quelquefois des années, et nous assistons à l'évolution pénible de cette défaite progressive. La mort vient lentement, à l'intoxication aiguë se substitue l'intoxication chronique.

Puisque nous ne connaissons pas encore le moyen de détruire les microbes logés dans les poumons et que leurs poisons sont cause de tout le mal, c'est eux qu'il faut combattre, c'est contre eux qu'il faut diriger tous nos efforts, c'est contre eux qu'il faut lutter avec énergie et persévérance, parce qu'ils sont terribles et sécrétés continuellement.

En présence d'un tuberculeux, l'indication, guidée par les notions pathogéniques que je viens d'exposer, est donc de désintoxiquer l'économie, de soustraire ses cellules aux influences novices qui concourent à sa perte.

Pour cela, contre ces poisons, nous n'avons pas de contrepoisons, nous ne possédons pas de substances capables de les neutraliser, ni même de les atténuer.

Si, dans les états hyperthermiques, partant de ce principe : le sujet a une température trop élevée, on est arrivé aux lotions et aux bains froids pour le refroidir, ici, partant de cette constatation : le sujet est trop intoxiqué, j'aboutis à la dépuration pour le désintoxiquer et parer ainsi aux dangers qui le menacent, pour empêcher, retarder, combattre l'évolution de la maladie, l'empoisonnement de l'organisme.

Il est besoin de dépurer les tuberculeux, c'est-à-dire de purifier leur sang, de rejeter au dehors les matières nuisibles. Il faut à tout prix opérer un véritable nettoyage, évacuer les humeurs impures, les *humeurs peccantes,* pour reprendre une vieille expression de moyen âge, qui exprime, à mon avis, une idée fort juste.

L'idée de dépuratif, qui eut longtemps cours, est trop abandonnée aujourd'hui.

Si les nombreux médicaments qu'on employait autrefois dans ce but, n'ont souvent pas assez l'action qu'on leur demande, il est cependant des moyens sûrs d'arriver à la dépuration si nécessaire chez ces malades.

Ce travail s'opère journellement en grande partie par les évacuations alvines et les mictions.

Pour produire l'élimination des toxines, favorisons donc les portes de sortie, les émonctoires qui nous débarrassent normalement des humeurs et des déchets qui nous encombrent.

Dans ce but, maintenons et augmentons la diurèse, si nécessaire à l'élimination des toxines.

L'usage des laxatifs et des diurétiques chasse de l'organisme des microbes et des poisons que l'abstention ou d'autres méthodes pourraient le condamner à détruire sur place.

On fait de l'antisepsie intestinale, et non la pire, en prescrivant les purgatifs.

Si, dans la tuberculose, cette maladie infectieuse par excellence, le médecin est à peu près désarmé et ne peut qu'instituer une médication tonique banale, il doit aussi favoriser la désintoxication par les boissons abondantes, les diurétiques, les laxatifs et les purgatifs.

C'est là, selon moi, un excellent moyen de défense pour lutter contre cette terrible maladie. Je crois même que de nos quatre moyens de résistance, de défense, de lutte, c'est le plus utile et le plus sûr, parce qu'il s'attaque directement aux poisons, qui créent tout le mal.

Il est d'autant meilleur, je le redis, qu'il n'exclut nullement les autres procédés employés jusque là.

La dépuration a encore pour raison le traitement actuel de la tuberculose pulmonaire.

La suralimentation elle-même, à laquelle on soumet les tuberculeux pour les améliorer, les guérir ou au moins les prolonger, crée encore en eux de nouveaux poisons.

En effet, si ces excès alimentaires, et en particulier de substances carnées, dont on rend coutumiers les tuberculeux, ont leur bon côté, ils ont aussi leurs mauvais.

Le Dr Sabourin [1] a récemment signalé divers troubles qui en ressortent et, certes, ce ne sont pas les seuls.

Aussi, pour en retirer tout le bénéfice et en éviter les inconvénients, n'est-il pas raisonnable d'opposer une médication appropriée ? Ne verrait-on pas, sous son influence, leurs inconvénients diminuer, sinon disparaître, et leurs effets salutaires subsister ?

Lorsque nous excitons la tendance accumulatrice des divers organes asssimilateurs, pour être logiques, ne devons-nous pas également exciter la tendance évacuatrice des organes éliminateurs, puisque, en introduisant dans le tube digestif plus de matériaux utiles, nous introduisons aussi plus de substances nuisibles ?

Si nous ne le faisons pas, nous concourons nous-mêmes à la perte de l'individu, car, dans l'organisme du tubercu-

[1] Sabourin, *Les exutoires tuberculeux du poumon* (*Revue de médecine*, 1903).

leux, où il se produit déjà plus de substances nuisibles que chez les sujets sains, nous en introduisons encore d'autres.

Cela ne nous explique-t-il pas pourquoi, chez les tuberculeux soumis à la suralimentation, après une amélioration passagère, nous constatons bientôt un *statu quo* et pourquoi, bien que nous continuions sans relâche le même traitement, il se produit, malgré tous nos efforts, une aggravation progressive. N'est-ce pas que, si nous avons veillé à l'entrée, nous avons négligé la sortie ?

Peut-être, me direz-vous, s'il en était ainsi, les malades qui ont de la diarrhée devraient guérir et cependant ce n'est pas ce que l'on constate. — Au contraire, chez eux la maladie marche plus vite au lieu d'aller plus lentement. — C'est vrai ! — Mais ; il est à remarquer que cette diarrhée constitue une partie de la méthode que je préconise poussée à l'excès ; et là comme partout l'excès nuit.

Par ces selles, trop fréquentes et trop abondantes, s'éliminent, avec des déchets, des éléments utiles. L'organisme est spolié de matériaux qu'il ne devrait pas perdre. Toute nutrition se trouve par suite entravée et il en résulte un état de faiblesse qui fait que les poisons sécrétés par les bacilles, qui peu à peu ont eu le dessus de lui, alors qu'il était valide, l'auront désormais plus facilement, et ainsi de suite, de réaction en réaction, jusqu'à sa déchéance entière et complète. D'autre part, en cas de diarrhée, les urines sont diminuées et l'action du filtre rénal, si utile, est amoindrie.

Dans la tuberculose pulmonaire, on vient de le voir, il y a intoxication endogène et exogène, progressivement augmentante. De plus, les organes éliminateurs, les émonctoires, les cellules antitoxiques peuvent être passagèrement insuffisants.

La perte des malades, que l'on en soit bien convaincu, s'explique, dans la majorité des cas, par l'insuffisance fonctionnelle ou organique du foie, des reins et de l'intestin.

Voilà pourquoi il convient de faire de la thérapeutique, antiinfectieuse, antitoxique, antifermentescible. Telles sont les raisons pour lesquelles tous les moyens mis en œuvre jusqu'ici réussissent d'autant moins que la maladie est plus avancée et l'aérothérapie, le repos, la suralimentation restent souvent sans effets. Il faut tenir grand compte de l'état général et non seulement de l'état des poumons.

Le pronostic, on le sait, dépend moins des lésions pulmonaires que de l'état général du malade.

Comment agit la dépuration?

La dépuration favorise l'élimination des toxines microbiennes et des déchets organiques et s'oppose ainsi à l'intoxication menaçante.

De même que les purgatifs désintoxiquent les urémiques, les empoisonnés, les intoxiqués de toute nature, ils désintoxiqueront les tuberculeux.

Outre leurs effets mécaniques appréciables, qui donnent d'excellents résultats, les boissons abondantes entraînent les substances nuisibles en les dissolvant.

L'oligurie est toujours un mauvais signe, l'urination abondante, au contraire, d'heureux augure.

Par cette pratique, les poisons, résultat de la vie cellulaire générale, des échanges et des tranformations de la matière, les toxines produits des microbes, les uns et les autres capables de nuire à l'organisme, sont réduits au minimum comme qualité et quantité. Ils ne peuvent donc exercer sur lui leur influence; par suite, leur action nocive est quasi nulle et l'organisme n'a plus ou presque plus à lutter contre eux.

De tout ceci il résulte même une conclusion d'une logique irréfutable. Si, grâce à cette méthode thérapeutique, les substances nuisibles pouvaient être rejetées, éliminées à mesure de leur formation, la présence de leurs générateurs serait indifférente à l'organisme.

La dépuration permet en outre aux divers médicaments de mieux agir en agissant sur des cellules qui ne sont plus troublées par des poisons, sur des cellules que ne remplissent plus les toxines, les auto-toxines, les cyto-toxines.

On comprend également que les moyens hygiéniques exercent leur action avec plus d'intensité.

Enfin, les grandes quantités de liquides joignent à leur action bienfaisante de lavage une action nutritive. Ils paraissent activer les phénomènes nutritifs dans l'intimité des tissus.

Il s'établit donc ainsi un travail actif d'assimilation et d'expulsion par suite d'un va et vient continuel d'entrée d'aliments et de sortie.

Les purgatifs et les laxatifs ont aussi des effets absolument analogues.

En un mot, la dépuration soustrait le malade aux mauvaises conditions hygiéniques dans lesquelles il vit et facilite ainsi son amélioration, évite sa rechute lorsque le mieux se produit, prolonge son existence, si elle ne permet pas son entière guérison.

La cure que donne le séjour dans un sanatorium est une grande victoire ; aidée par la dépuration, elle serait plus complète, elle serait plus fructueuse et pourrait devenir plus souvent une cure définitive.

En conséquence, considérant la dépuration méthodique comme une excellente façon de lutter contre la tuberculose pulmonaire, je préconise dans le traitement de cette maladie de favoriser de temps en temps l'élimination rénale et rectale.

D'une façon générale, je prescris à mes malades de se purger toutes les trois semaines et de prendre, pendant trois ou quatre jours, au milieu de la période intercalaire, un litre de tisane diurétique.

Pour favoriser l'action du rein, je conseille : le lait, les tisanes de chiendent, de stigmates de maïs, de pariétaire, de queues de cerises et les divers diurétiques : lactose, nitrate de potasse, théobromine, etc.

Je me permets de vous rappeler que les boissons froides passent pour déterminer une diurèse abondante et rapide, les boissons chaudes, pour séjourner plus longtemps dans l'économie et s'imprégner plus aisément des déchets.

Aussi, comme chez les goutteux, il est bon de recommander aux tuberculeux de boire une infusion chaude, le soir en se couchant, et un verre d'eau froide au réveil. On prévient par là la concentration des urines de la nuit et on aide à leur émission.

En outre, je veille toujours au fonctionnement régulier de l'intestin. Je fais administrer des lavements, donner des laxatifs ou des purgatifs, s'il est nécessaire.

Cependant. il faut bien le reconnaître, il n'y a pas de traitement dépuratif systématique, exclusif et spécifique de la tuberculose.

C'est l'étude des causes et des indications qui doit guider le clinicien et non une idée préconçue et systématique. Dans la pratique, le bon thérapeute est obligé de considérer et d'admettre qu'il a devant lui non une maladie, mais des malades.

Si la tuberculose, par elle-même, cause une intoxication contre laquelle il faut de toute nécessité lutter, dans chaque cas, il y a presque toujours d'autres causes d'intoxication qu'il faut également combattre, d'où la nécessité d'instituer une médication, une ligne de conduite thérapeutique, adéquate à chaque genre de tuberculose et en rapport avec chaque tuberculeux.

Que devons-nous attendre pour le bien des malades de ce traitement?

Je ne crois pas que les tuberculeux parvenus au dernier degré de leur maladie en retireront grand bénéfice, qu'ils lui devront la santé, c'est-à-dire la résurrection. Mais, je suis absolument convaincu que les malades moins sérieusement atteints en tireront profit, seront améliorés et pourront reprendre leur travail, ou au moins des occupations leur permettant de vivre.

Certains verront l'évolution de leur affection s'arrêter puis la guérison se produire.

Pour me résumer, j'espère procurer à quelques-uns la guérison et à beaucoup une sérieuse amélioration.

Ce nouveau mode de traitement est, avant tout, curatif; s'il ne s'adresse pas à la cause même du mal, les microbes, il vise du moins son premier effet, leurs poisons. Tous les autres traitements ne sont que des traitements de symptômes ou exclusivement des calmants.

D'ailleurs les résultats de mes premiers essais sont plus que satisfaisants.

Mes observations sont encore trop récentes et trop peu nombreuses pour me permettre de me prononcer d'une façon absolue et définitive sur la valeur du procédé thérapeutique que je préconise.

Je crois cependant devoir vous signaler qu'en recommandant aujourd'hui la dépuration, dans le traitement de la tuberculose pulmonaire, je ne m'appuie pas seulement sur des données théoriques, mais sur des résultats pratiques.

Un changement considérable survient dans l'état des malades, leur santé s'améliore.

La réapparition de l'appétit, la diminution et même la disparition des sueurs, l'atténuation de la dyspnée, la diminution de la toux, la réduction des crachats, l'amélioration des lésions pulmonaires, l'augmentation notable du poids, la renaissance des forces, l'accroissement progressif de la résistance musculaire, sont des effets presque constants de la dépuration. Et, j'ai la ferme conviction d'avoir fourni ainsi aux malades, une nouvelle arme contre leur maladie. Même à la quatrième période, j'ai obtenu des améliorations notables.

Les résultats de la dépuration, envisagés au point de vue de la santé générale et du poids, sont remarquables.

Son action bienfaisante sur la nutrition, est démontrée par l'arrêt de la descente de la courbe des poids ; puis, il se produit une augmentation rapide, effet contraire à celui que, de prime abord, semblerait devoir donner l'usage répété de purgatifs et de diurétiques.

N'est-ce pas le meilleur indice de la revivification de l'organisme et de l'exaltation de ses fonctions d'assimilation sous son influence, permettant d'espérer qu'il y aura parallélisme dans l'augmentation de résistance de l'organisme et, par suite, de porter un pronostic moins sombre.

La dépuration agit indirectement sur les lésions pulmonaires, par toutes ses qualités et surtout par l'amélioration qu'elle apporte aux fonctions digestives.

Je le répète, en terminant, mes observations me suffisent d'ores et déjà pour me persuader que c'est un moyen de défense à expérimenter et à utiliser de suite. Messieurs, j'ose y attirer votre attention, parce qu'il me semble de nature à rendre de grands services dans le traitement de la tuberculose pulmonaire.

Est-il utile de dire qu'on aura d'autant plus de chance de voir la guérison se produire qu'on aura agi plus tôt.

Quand les tubercules sont encore discrets, petits, séparés dans quelques lobules pulmonaires sains ou a peine congestionnés, la tuberculose à l'état de germination, discrète et non confluente, s'arrête d'abord puis rétrocède et guérit souvent entièrement. Les lésions pulmonaires, pour le moins, restent fermées.

Mais, il faut se rappeler que ce n'est presque toujours qu'après plusieurs mois d'un traitement poursuivi avec méthode que les effets nets et durables se manifestent.

Angers, imp. Germain et G. Grassin. — 1798-4.

www.ingramcontent.com/pod-product-compliance
Ingram Content Group UK Ltd.
Pitfield, Milton Keynes, MK11 3LW, UK
UKHW020452220726
13923UKWH00006B/2502

9 782019 240738